解码结核病

中枢神经系统、淋巴系统结核病

蔡青山 周丽红 花海波 主编

Tuberculosis of Central Nervous System and Tuberculosis of Lymphatic System

浙江省疾病预防控制中心
浙江省中西医结合医院（杭州市红十字会医院）
浙江省防痨协会
组织编写

浙江科学技术出版社·杭州

版权所有　侵权必究

图书在版编目(CIP)数据

中枢神经系统、淋巴系统结核病 / 浙江省疾病预防控制中心, 浙江省中西医结合医院(杭州市红十字会医院), 浙江省防痨协会组织编写;蔡青山,周丽红,花海波主编. —杭州:浙江科学技术出版社,2023.12

(解码结核病)

ISBN 978-7-5739-0899-5

Ⅰ.①中… Ⅱ.①浙… ②浙… ③浙… ④蔡… ⑤周… ⑥花… Ⅲ.①中枢神经系统疾病–结核病–诊疗 ②淋巴结结核–诊疗 Ⅳ.①R52

中国国家版本馆CIP数据核字(2023)第204754号

书　　名	解码结核病　中枢神经系统、淋巴系统结核病			
组织编写	浙江省疾病预防控制中心　浙江省中西医结合医院(杭州市红十字会医院)　浙江省防痨协会			
主　　编	蔡青山　周丽红　花海波			
出版发行	浙江科学技术出版社 杭州市体育场路347号　邮政编码:310006 办公室电话:0571-85176593 销售部电话:0571-85176040			
排　　版	杭州兴邦电子印务有限公司			
印　　刷	杭州高腾印务有限公司			
开　　本	880 mm×1230 mm　1/32	印　张	3.125	
字　　数	53千字			
版　　次	2023年12月第1版	印　次	2023年12月第1次印刷	
书　　号	ISBN 978-7-5739-0899-5	定　价	48.00元	

责任编辑	唐　玲　陈淑阳	责任校对	李亚学
责任美编	金　晖	责任印务	吕　琰
插　　图	张勐嫒		

如发现印、装问题,请与承印厂联系。电话:0571-57898610

编写委员会

丛书主审 王 桢 蒋健敏

丛书总主编 王晓萌 陈 彬

丛书副主编 潘军航 詹 强 李柏颖

组织编写 浙江省疾病预防控制中心

浙江省中西医结合医院(杭州市红十字会医院)

浙江省防痨协会

主 编 蔡青山 周丽红 花海波

副 主 编 陈园园 李柏颖 邹兴武

编写人员 蔡青山 周丽红 花海波 陈园园 李柏颖

邹兴武 永 艳 韩益明

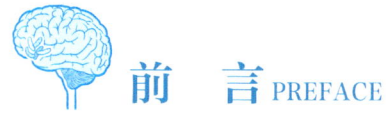

前 言 PREFACE

结核病是一种古老的疾病,已伴随人类几千年。在德国出土的新石器时代人类遗骸中就发现了颈椎结核的存在,中国湖南长沙马王堆汉墓中的辛追夫人生前可能也患有肺结核。

曾经的"白色瘟疫"

结核病在我国古代被称为"痨病",而肺结核被称为"肺痨"。东汉著名医学家张仲景的《金匮要略》中就有"虚劳""马刀""侠瘿"的记载,它们分别是晚期结核病、腋下淋巴结结核、颈部淋巴结结核的症状,但中医一直没有治疗结核病的有效方法。

结核病患者往往面色苍白或潮红,身体娇弱纤瘦,近代西方文人曾经追捧这种病态。实际上,结核病的危害是巨大的,它可以导致患者消瘦、乏力,甚至丧失劳动能力,同时其传染性还会给社会带来沉重的负担。由于大多数结核病患者面色苍白,身体消瘦、乏力,结核病还曾被冠以"白色瘟疫"之名,被认为是不治之症。

从古至今的斗争

自古以来,民间出现了无数治疗结核病的偏方。现在看来,这些偏方甚至有点儿荒唐,其中又以鲁迅先生笔下治疗肺痨的血淋淋的人血馒头尤其让人触目惊心。实际上,18世纪以前,人类在与结核病的斗争中一直是失败的,因为人类一直没有正确认识结核病。公元前的古希腊医学家希波克拉底认为结核病是最常见的致死性疾病,并警告医者远离晚期结核病患者。

1546年,一位意大利医生提出现代传染病理论,认为结核病是由肉眼看不到的微粒引起的。到了17世纪,医生通过对尸体的解剖,认识了结核结节。1720年,一位英国医生推测结核病是由一种微小生物引起的,认为与结核病患者接触后就会发生感染。1839年,一位德国医学教授将该疾病命名为"结核病"。1865年,一位法国军医证实了结核病能通过人传染给牛和兔子,并在兔子之间传播。直到1882年,德国医学家罗伯特·科赫通过显微镜发现了结核分枝杆菌,才认识到结核病的元凶是这小小的细菌。因为1882年3月

24日为宣布发现结核分枝杆菌的日子,所以每年的3月24日被定为"世界防治结核病日"。

发现了结核分枝杆菌,即吹响了向结核病进攻的号角。1921年,法国科学家卡尔梅特和介朗成功试制出预防结核病的卡介苗,使人类看到了一丝胜利的曙光。但第一种战胜结核病的武器——链霉素则出现在1943年。1945年,美国生物学家瓦克斯曼与梅奥诊所的医生合作,用链霉素治疗结核病并取得成功。后来,由于异烟肼、利福平等药物的相继问世,以及20世纪70年代提出的短程化疗的成功,结核病曾一度得到有效控制。

新形势下的新问题

20世纪后期,由于人口流动、贫困人口增加、艾滋病传播等因素,结核病再次成为一个严重的世界性问题。世界卫生组织(WHO)于1993年宣布全球处于结核病紧急状态,于1998年再次提出:遏制结核病行动刻不容缓。实际上,全世界有近1/3的人(约20亿人)感染过结核分枝杆菌,80%的结核病感染者集中在印度、中国、南非、俄罗斯、秘鲁等22个国家。

2020年发布的全球结核病报告显示,在全球8个结核病高负担国家中,中国排第三。2020年发布的研究报告显示,我国15岁以上人群结核潜伏感染率为20.3%,估算约有2.5亿人曾感染结核分枝杆菌,我国每年新发的结核病患者为83.3万例,每年约有3万人死于结核病,因此我国结核病防控形势依然严峻。

特别要指出的是,抗结核药物作为抗生素,长期持续应用的话,会不可避免地出现耐药现象。随着近年来耐药结核病(对常用抗结核药物耐药)患者的增多,结核病的控制难度大大增加。目前,结核病的防治得到世界范围内的重视,世界卫生组织提出:到2035年终止结核病,将发病率降到十万分之十以内,到2050年最终消灭结核病。目标美好,但任重道远,为了达到这个目标,提高全民对结核病的认知势在必行。

结核病就在身边

很多结核病患者确诊后会有诸多疑问:"我怎么会得结核病?我一点儿症状也没有啊,既不咳嗽,也不发热。""结核病不是已经被消灭了吗?""怎么骨头也会得结核病?"……大家都听说过结核病,但往往没有深入了解过,对结核病既熟悉又陌生,甚至很可能由于记忆偏差,把结核病和麻风等濒于绝迹的疾病相混淆,所以对结核病有这么多疑问。

实际上，结核病就在我们身边，它并不遥远，但很容易被我们忽视。认识结核病、了解结核病，对自身以及整个社会的结核病控制非常重要。曾有一位患者痛心地说："建议医务人员联名请求卫生部门，禁止人们随地吐痰。"他在得结核病之后，了解到结核病的传播途径，意识到"禁止随地吐痰"的重要性。其实我们从小就被教导"不要随地吐痰"，但有多少人能真正意识到它的重要性呢？

因此，让民众正确认识结核病、提高全民对结核病的认知已成为结核病防治的当务之急。

除了毛发、指甲外，人体的其他部位都会感染结核分枝杆菌，从而导致发病。"解码结核病"系列丛书针对目前常见的结核病展开论述，共有《解码结核病 呼吸系统结核病》《解码结核病 消化系统结核病》《解码结核病 泌尿生殖系统结核病》《解码结核病 中枢神经系统、淋巴系统结核病》《解码结核病 骨结核病》5册。

本书主要介绍中枢神经系统、淋巴系统结核病，从中枢神经系统、淋巴系统结核病的常见临床表现着手，相对深入地解释了中枢神经系统、淋巴系统结核病的发病机制、常用的检查手段和意义，以及中枢神经系统、淋巴系统结核病的治疗方法，最后就中枢神经系统、淋巴系统结核病的预防、预后以及读者关心的问题进行了阐述或解答。

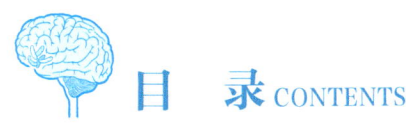

目 录 CONTENTS

第1章 认识中枢神经系统、淋巴系统结核病 1
第一节 结核病的元凶——结核分枝杆菌 4
第二节 中枢神经系统结核病 10
第三节 淋巴系统结核病 17

第2章 中枢神经系统、淋巴系统结核病的相关检查手段 21
第一节 中枢神经系统结核病的相关检查手段 23
第二节 淋巴系统结核病的相关检查手段 32

第3章 中枢神经系统、淋巴系统结核病的诊断过程 35
第一节 中枢神经系统结核病的诊断 37
第二节 淋巴系统结核病的诊断 42

第4章 中枢神经系统、淋巴系统结核病的治疗方法 45

第一节 药物治疗 47
第二节 治疗期间的检查 55
第三节 并发症的治疗 57
第四节 营养治疗 60
第五节 中枢神经系统、淋巴系统结核病的预后 62

第5章 中枢神经系统、淋巴系统结核病的日常生活指导 63

第一节 了解结核病的基本防治知识 65
第二节 加强健康生活习惯的管理 66
第三节 合理隔离,加强防护 70

第6章 结核病的预防 73

第一节 卡介苗接种 75
第二节 识别结核潜伏感染 76
第三节 结核潜伏感染的高危人群和重点人群 77
第四节 结核潜伏感染的预防性治疗 79

附 录 中枢神经系统、淋巴系统结核病常见问题 82

第 1 章

认识中枢神经系统、淋巴系统结核病

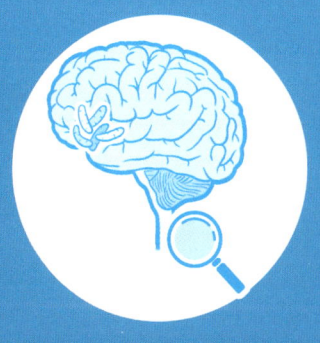

顾名思义，中枢神经系统结核病是发生在中枢神经系统的结核病，是最严重的结核病。中枢神经系统是神经系统的主要部分，包括位于椎管内的脊髓和位于颅腔内的脑，其位置常在身体的中轴。在中枢神经系统内，大量神经细胞聚集在一起，有机地构成网络或回路，其主要功能是传递、储存和加工信息，产生各种心理活动，支配与控制机体的全部行为。由结核分枝杆菌侵犯中枢神经系统引发的结核病，是常见的肺外结核，属重症结核病。脊髓位于由椎体组成的椎管内，故将脊髓结核放在《解码结核病　骨结核病》中论述，本书将重点介绍发生在脑部的结核病。

中枢神经系统示意图

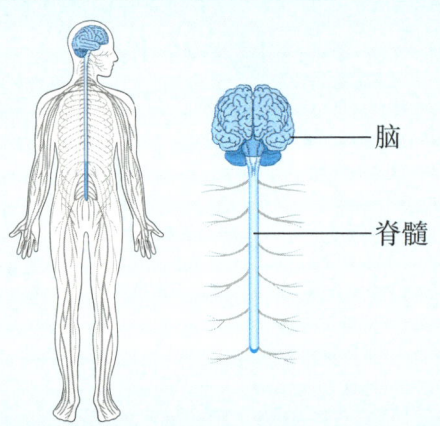

中枢神经系统是神经系统的主要部分，包括位于椎管内的脊髓和位于颅腔内的脑，其位置常在身体的中轴。

淋巴系统是人体内重要的防御系统,遍布全身各处,由淋巴管(分为毛细淋巴管、淋巴干与淋巴导管)、淋巴组织(一般分为弥散淋巴组织与淋巴小结)、淋巴器官(包括淋巴结、胸腺、脾和扁桃体)构成。淋巴系统具有引流淋巴液,清除机体内的异物、细菌等功能,同时也是身体防御的前哨,分散于身体各部。淋巴结相当于过滤装置,可有效阻止经淋巴管进入机体的微生物。淋巴系统结核病是指发生在淋巴系统的结核病,属于肺外结核。由于淋巴系统结核病主要发生在颈部,故本书主要介绍颈淋巴结结核,对其他部位的淋巴结结核不做赘述。

淋巴系统示意图

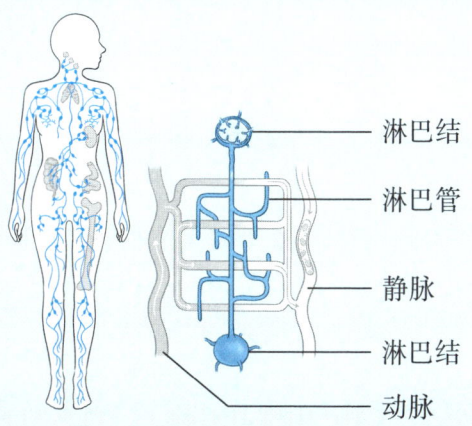

淋巴系统是人体内重要的防御系统,遍布全身各处,由淋巴管、淋巴组织、淋巴器官构成。

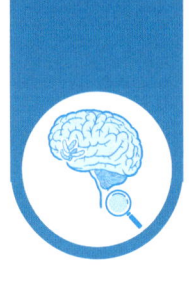

第一节 >>>
结核病的元凶——结核分枝杆菌

首先简单认识一下结核病的元凶——结核分枝杆菌。结核分枝杆菌,简称结核杆菌,在细菌分类学上属厚壁菌门裂殖菌纲放线菌目分枝杆菌科分枝杆菌属。

结核杆菌抗酸染色后的形态

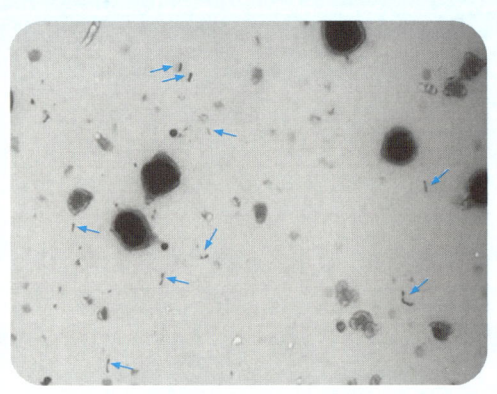

用抗酸染色法染色后,结核杆菌在光学显微镜下的典型形态是略弯曲的细长杆状。图中箭头指示的就是结核杆菌。

结核分枝杆菌可分为人型结核分枝杆菌、牛分枝杆菌、非洲分枝杆菌、田鼠分枝杆菌,其中引起人类结核病的主要为人型结核分枝杆菌。

结核杆菌的特点

我们先简要了解一下这个"元凶"的一些特点。大家一定要牢牢地记住这些知识点,所谓"知己知彼,百战不殆",只有了解结核杆菌的特点,才能更好地理解后面涉及的检查手段以及治疗方法,从而更好地理解医生的意图,并积极配合医生进行治疗。结核杆菌主要具有以下几个特点:

不易着色

结核杆菌细长,略弯曲,两端圆钝,分枝生长,染色时一般不易着色,但经过加温或者延长染色时间而着色后,又能抵抗强脱色剂盐酸酒精的脱色,故又称抗酸杆菌。临床上,当医生怀疑患者感染了结核杆菌时,首先会让患者做痰涂片抗酸染色(这项检查利用了结核杆菌的抗酸特性)。我们平时在痰涂片抗酸染色的检验单里看到的"1+""2+"是指在显微镜下观察到的结核杆菌的数量。"+"前的数字越大,说明显微镜下所观察到的结核杆菌越多,换句话说,就是患者的传染性越强。在这里要提醒一下,做痰涂片抗酸染色时未观察到结核杆菌并不代表患者没有传染性。若样本中结核杆菌数量相对较少,则做痰涂片抗酸染色时可能不易观察到结核杆菌。

生长缓慢

结核杆菌生长缓慢,培养4~6周后才能出现肉眼可见的菌落,所以培养检查报告一般要在2个月后出来。如果还要做药敏试验,则出报告的时间需要再往后延1个月,这给实际的临床工作带来了极大的不便。

抗干燥、寒冷、酸、碱,但不耐热

结核杆菌生长缓慢,但其抵抗力强,对干燥、寒冷、酸、碱有较强的抵抗力,在阴湿环境中也能存活数月之久。但它不耐热,经过焚烧即可被杀灭,且能在3分钟内被70%的酒精杀灭。另外,煮沸5分钟或用紫外线照射30分钟也能有效杀灭结核杆菌。

知道结核杆菌的这些特点,有助于我们开展临床及日常的消毒、隔离工作。焚烧、喷洒酒精、煮沸以及紫外线照射都是消毒灭菌的有效手段。

结核病传播的三要素

当我们谈到一种传染病的时候,首先会从传染源、传播途径、易感人群这三个方面对其进行大致介绍。这三个方面被称为传染病传播的三要素。结核病作为一种传染病,也有三要素。

传染源

结核病的传染源主要为肺结核患者,尤其是痰涂片抗酸染色阳性患者。肺外结核患者一般无传染性,因此在结核病的防治过程中,对肺结核患者采取相应的隔离措施显得尤为重要。

传播途径

结核病的传播途径主要为呼吸道传播(常见的是飞沫传播)。活动期肺结核患者吐痰或者大声说话都可能导致带有结核杆菌的飞沫飘浮在空气中。这些结核杆菌被易感者吸入的话就可能导致结核感染。其他传播途径还有消化道传播,如饮用未消毒的牛奶可导致肠结核,但这种现象现在比较少见。

结核杆菌的传播

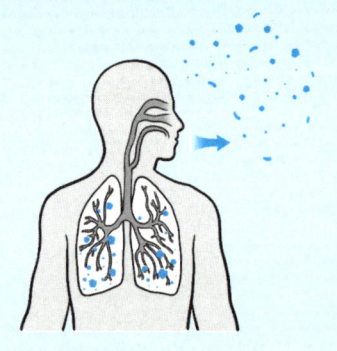

❶ 活动性肺结核患者吐痰或者大声说话，释放出带有结核杆菌的飞沫。

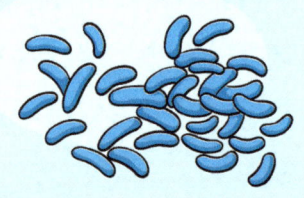

❷ 结核杆菌在空气中存活。

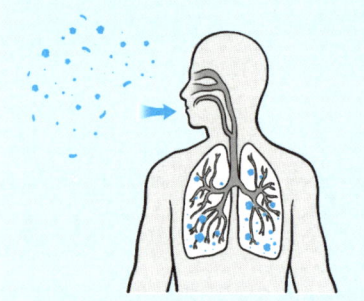

❸ 易感者暴露在有结核杆菌的环境中，吸入结核杆菌。

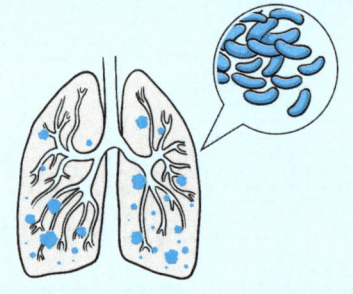

❹ 感染结核杆菌后有发病的可能。

易感人群

人群普遍易感,老年人、幼儿、免疫力低下者更容易感染结核杆菌。因此,这里有必要强调一下,为了家人以及周围其他人的健康,不要随地吐痰及随地大小便,特别是肺结核及肠结核患者,更应该注意。

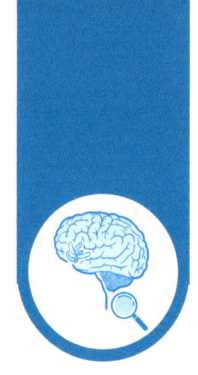

第二节 >>>
中枢神经系统结核病

中枢神经系统是人体的重要部分,相当于人体的司令部,所以中枢神经系统结核病是结核病中最严重的一个类型,有一定的致残率,甚至死亡率。

感染是如何发生的

中枢神经系统结核病是由结核杆菌通过血液循环或者邻近组织、器官直接侵入中枢神经系统引起的。

结脑的临床表现

中枢神经系统结构复杂,包括颅内的脑实质、脊柱里的脊髓和分别包裹它们的脑膜、脊髓膜,以及相应的血管等。相应地,中枢神经系统结核病也可以分为脑膜炎型、脑内结核瘤型、脊髓型以及混合型。脊髓位于由椎体组成的椎管内,故将脊髓结核放在《解码结核病 骨结核病》中论述。本书将重点介绍发生在脑部的脑膜炎型和脑内结核瘤型,神经

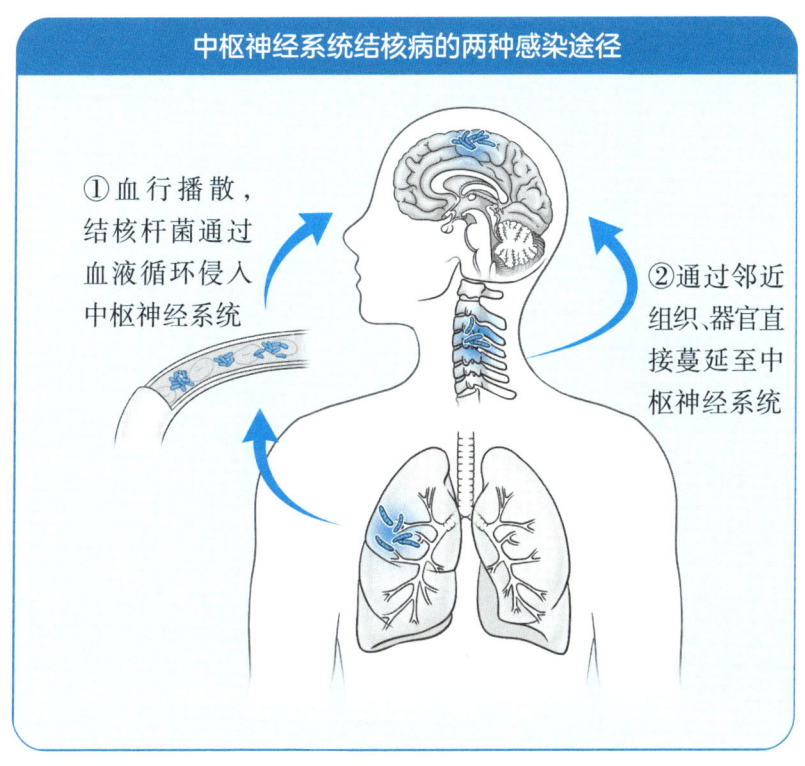

系统解剖结构十分复杂,这里为了方便读者理解,我们统称其为结脑。

结脑在所有结核病中占7%～10%,总体来说结脑患者中,儿童患者多于成人,主要是因为儿童免疫功能尚未完善;农村患者多于城市患者,北方患者多于南方患者。结脑常常继发于血行播散性肺结核(结核杆菌侵入血液并通过血液循环播散到肺部甚至全身的一种结核病)。血行播散性肺结核患者结脑的发生率明显较高,可达50%,甚至有报道称在70%左右。另外,艾滋病患者、免疫功能低下者等特殊人群的结脑发生率更高,因此对于此类人群,我们必须考虑其患结脑的可能性。

结脑的临床表现包括一般症状和神经系统症状。

一般症状

一般症状指结核病患者普遍存在的一些症状。最常见的是发热,多为高热,持续不退。经常有家属担心结脑患者因发热而"把脑子烧坏了"。发热与结脑之间存在一定的关系,但要注意:是结核杆菌颅内感染引起发热,并不是发热引起结核杆菌颅内感染;是结核杆菌引起大脑损伤,不是发热引起大脑损伤。除了发热外,患者还有乏力、盗汗、食欲减退、恶心、情绪变化、消瘦等症状。如合并其他部位的结核病,还可表现出相应的症状,如合并肺结核时可伴有咳嗽、咳痰等。

神经系统症状

神经系统结构非常复杂,因此神经系统疾病也纷繁多样。当然,患者不会出现所有症状,可能只出现部分症状,甚至不典型的表现。

颅内压增高引起的症状 颅骨组成了一个相对密闭的空间,可有效保护我们脆弱的脑组织,但一旦发生颅内感染,也会引起颅内压增高,因为颅内压力难以释放,患者可出现头痛、呕吐、意识障碍等症状。

❶ **头痛**。颅内压增高会引发非常剧烈的疼痛,而且疼痛时间非常持久。头痛可以为结脑患者的首发症状,以头前部及两边疼痛为主。

❷ **呕吐**。呕吐由颅内压增高或者炎症刺激迷走神经核以及延髓网状结构所致,是比较常见的症状,多伴随头痛,且呈喷射状,与一般胃肠道引起的呕吐有一定的区别。

❸ **意识障碍**。颅内压增高或炎症刺激可引起脑皮质缺血、缺氧及脑干受损,患者可出现不同程度的意识障碍,如精神淡漠、嗜睡、意识模糊、行为异常、胡言乱语甚至昏迷等。若患者处于昏迷期,则一般提示病情比较严重。

❹ **脑疝**。这是非常严重的情况,此时颅内压增高严重,脑组织被挤压到压力小的地方,脑组织位置发生了改变。最常见的是枕骨大孔疝和小脑幕切迹疝。一旦发生枕骨大孔疝,患者可突然出现呼吸暂停、深昏迷、血压下降等症状,被成功抢救的希望非常渺茫。

❺ **视乳头水肿**。颅内压增高会导致患者视神经受压迫,出现视力下降、视物模糊。通过眼科裂隙灯下眼底检查,可

以发现患者有视乳头水肿的改变。

脑膜刺激征 对疑似脑膜炎患者进行体格检查时,医生都会压住其胸口并扳一下脖子,看患者的脖子是软的还是硬的,如果比较硬,就提示患者存在脑膜刺激征。这就是判断有无脑膜刺激征的最简单的检查。脑膜刺激征由颅内炎症刺激颈、腰骶部神经根所致,可表现为颈项强直、克氏征和布氏征①。

脑实质损伤 结脑可以造成脑实质损伤,并可在脑内形成与肺结核球类似的结核球。临床表现同样多样化,患者可出现认知能力下降、二便失禁、手足震颤、癫痫、瘫痪等症状。

脑神经及自主神经损伤 脑神经损伤多表现为瞳孔不等大、对光反射异常、眼睑下垂或闭合不全等。自主神经损伤可表现为呼吸异常、循环障碍、胃肠功能紊乱,以及体温调节异常等。

其他 结脑可不单单影响脑部,它还会影响脊髓甚至周

---

① 克氏征:患者取仰卧位,将下肢髋关节、膝关节屈曲成90°,然后将小腿上抬伸直,正常者可伸直至135°及135°以上。若在小于135°时患者就出现疼痛或感到有阻力,则表示克氏征阳性。

布氏征:患者取仰卧位,被动向前屈颈时,两下肢自动屈曲,则表示布氏征阳性。

围神经,表现出脊髓受损的临床症状,如神经根痛,受损平面以下感觉、运动障碍等。部分患者还可能出现痛觉过敏,即对疼痛很敏感,轻轻触碰,患者就会感觉非常疼痛。此外,若合并其他部位的结核病,患者还可能出现相应的症状,如合并肺结核,可出现咳嗽、咳痰;合并结核性胸膜炎,可出现胸闷、呼吸困难;合并关节结核,可出现疼痛等表现。

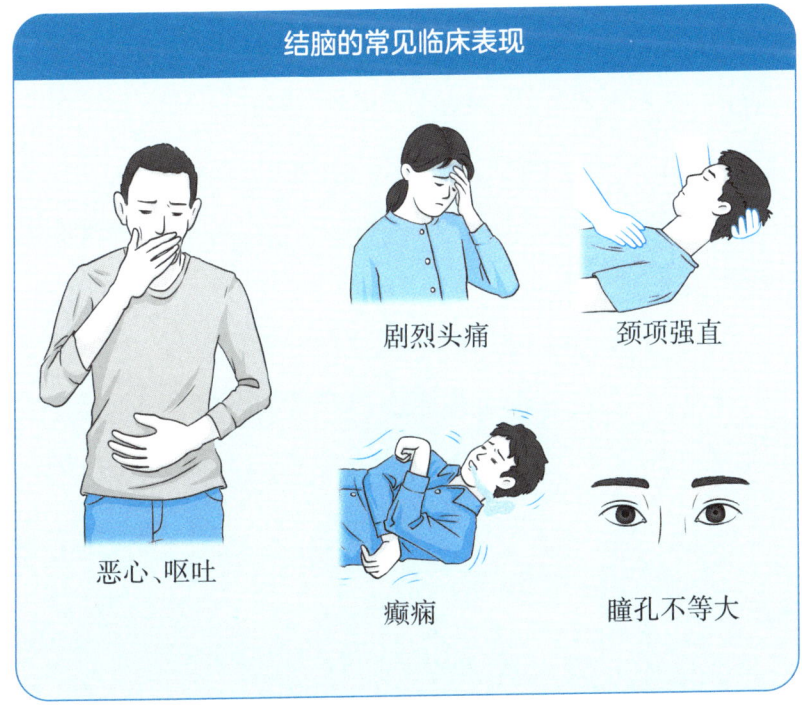

结脑患者可因结核杆菌侵犯的部位不同,出现不同的症状。总体来说,结脑的发病呈现一个进展性的过程,临床上

将其分为4期。

1. **早期**：一般见于起病的前1～2周，起病缓慢，多表现为结核病的一般症状，如发热、乏力等，头痛不明显。
2. **中期**：一般持续1～2周，此时可表现为高热，并出现明显头痛，伴或不伴有呕吐，伴有神经损伤症状。进行脑脊液检查可发现异常。
3. **晚期**：疾病发展到严重程度，可持续1～3周，表现为高热不退，意识障碍加重，甚至昏迷、抽搐等。此外，患者可能出现严重并发症，甚至死亡。
4. **慢性期**：一般指结脑患者接受抗结核治疗后症状反复出现的情况，可持续1个月甚至更久，此时疾病有加重的风险，提示预后不佳。

但是，并非所有结脑都呈现这样的发展过程，有时候患者临床症状不典型，部分患者会出现病情急剧加重的情况，因此在临床上如何准确快速地发现结脑与其预后有很大关系。

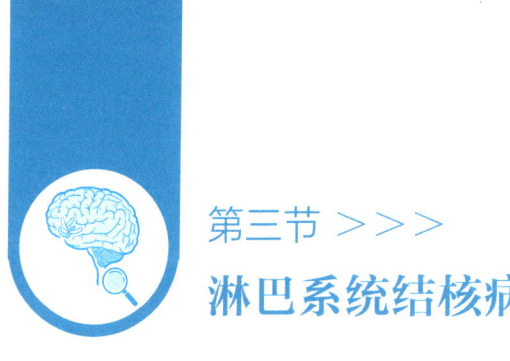

第三节 >>>
淋巴系统结核病

首先简单了解一下淋巴系统。淋巴系统是人体内重要的防御系统,是一道抵御感染的坚固屏障,由淋巴管、淋巴组织、淋巴器官(包括淋巴结、胸腺、脾、扁桃体)构成。淋巴系统可以有效阻止经淋巴管进入机体的微生物,也可以清除进入机体内的异物、细菌等,阻止感染性疾病的发生。

淋巴系统结核病就是由结核杆菌感染淋巴系统导致的结核病,多由结核病原发病灶的结核杆菌沿淋巴管到达淋巴结引起,也有通过血行播散引起的。淋巴系统结核病占所有肺外结核的5%～30%。而淋巴系统结核病中最常见的是颈淋巴结结核,占所有淋巴系统结核病的80%～90%,其次是纵隔淋巴结结核。本书重点介绍颈淋巴结结核。

颈淋巴结结核的临床表现包括全身症状和局部症状。

全身症状

全身症状一般较轻,患者甚至无明显不适。部分症状重者可出现由结核杆菌毒素引起的全身不适症状,如潮热、盗汗、消瘦等。

局部症状

局部症状主要是颈部出现进行性增大包块,伴或者不伴有疼痛。了解颈淋巴结结核的局部症状,知晓其病理变化及发展非常重要。颈淋巴结结核的进展过程一般分为4个阶段,对应有不同的临床分型。

1. **第一阶段**:淋巴组织增生,形成肿块,此时肿块较硬。这就是临床上的结节型。初期颈部出现逐渐增大的无痛性肿块。肿块质稍硬,能活动,随着病变的进展,可相互粘连呈串珠状。

2. **第二阶段**:肿大的淋巴结内发生干酪样坏死液化,但薄膜未破,淋巴结变软。此时临床分型为浸润型,肿大的淋巴结与周围组织粘连,伴有疼痛。

3. **第三阶段**:淋巴结包膜被破坏,相互融合并引起周围粘连,活动受限,伴有疼痛。同时,可出现更加肿大的淋巴结,对应的临床分型为脓肿型,即肿块逐渐软化,表皮发红,触之有波动感。

4. **第四阶段**:淋巴结内液化坏死物穿破周围软组织形成寒性脓肿,穿破皮肤就形成经久不愈的窦道,即临床分型中的窦道型,表现为脓肿自行破溃,久治不愈,形成窦道,曾被称为老鼠疮。

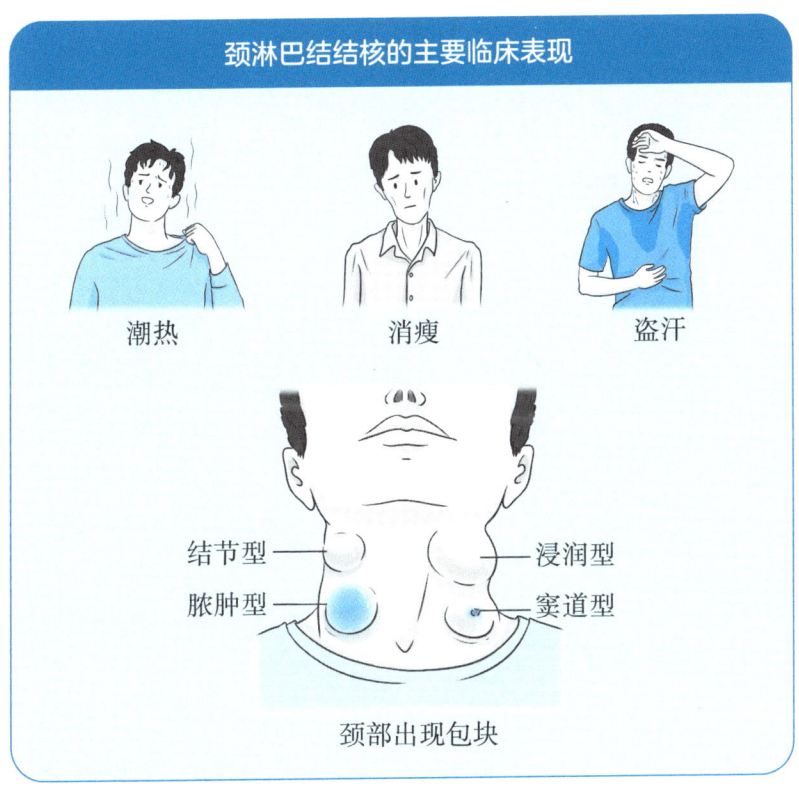

第 2 章

中枢神经系统、淋巴系统结核病的相关检查手段

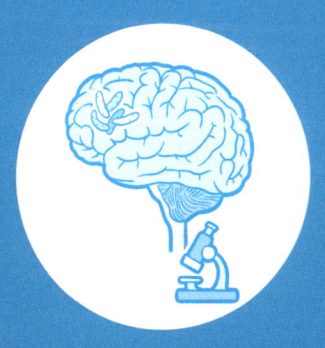

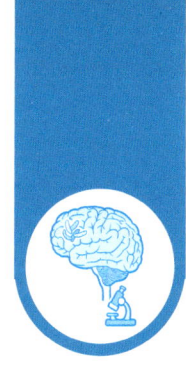

第一节 >>>
中枢神经系统结核病的相关检查手段

在这一节,我们将了解在中枢神经系统结核病的诊断过程中可能会用到的各种检查手段。患者在面临各种检查手段的时候,往往会困惑不解。因此,在本节内容开始之前,要说明一点:结核病的诊断是一个综合的过程,绝不单单依靠某项具体的化验结果。医生需要在详细询问流行病史、进行体格检查的基础上,综合分析各项化验结果、检查结果后才能做出正确的诊断。所以,在临床上,医生往往会采用多种检查手段对样本进行检测。

疑似结脑患者需要做哪些检查?一般来说,除了常规的血常规检查、肝肾功能检查、红细胞沉降率测定等,患者还需要做以下几项重要的检查:腰椎穿刺(简称腰穿)、影像学检查和细胞免疫学检查。

腰椎穿刺

疑似颅内感染患者在条件允许的情况下都要进行腰椎穿刺。腰椎穿刺是诊断颅内病变非常重要的检查手段,相对安全,但穿刺难度相对较大,其成功率跟患者体位关系密切。因为穿刺间隙较窄,所以医生在操作过程中一定要取得患者的配合,如果患者不配合甚至反抗较强烈,则应在运用镇静药后进行。

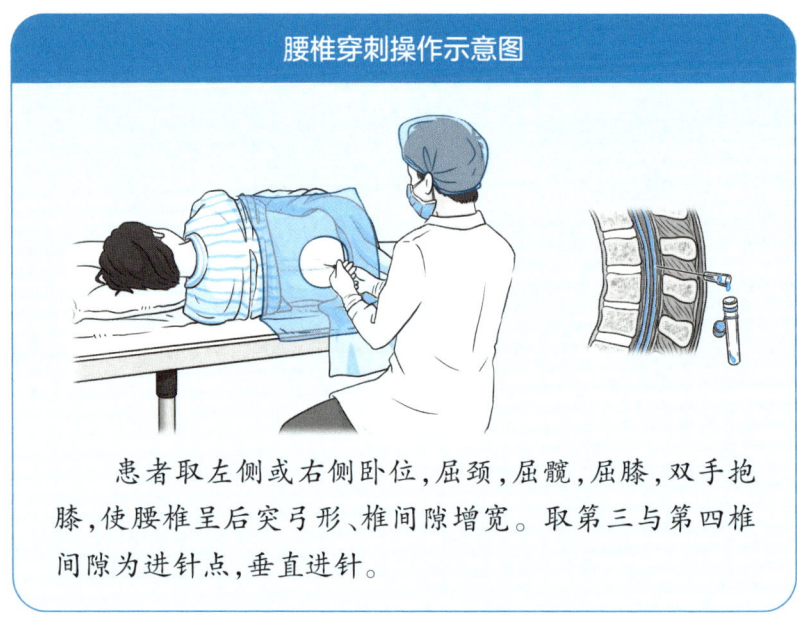

腰椎穿刺操作示意图

患者取左侧或右侧卧位,屈颈,屈髋,屈膝,双手抱膝,使腰椎呈后突弓形、椎间隙增宽。取第三与第四椎间隙为进针点,垂直进针。

腰椎穿刺有两个作用。一是测量脑脊液压力,正常侧卧位脑脊液压力是80~180 mmH$_2$O,结脑患者的颅内压(即颅腔内脑脊液压力)一般都会升高,一般为200~400 mmH$_2$O。二是获取脑脊液。正常情况下,脑脊液是存在于脑室及蛛网膜下腔的一种无色透明的液体,被感染后会出现异常情况。正常脑脊液为清亮液体,结脑脑脊液呈淡黄色甚至草黄色,浑浊(表2-1)。

表2-1 正常脑脊液、结脑脑脊液区别

	正常脑脊液	结脑脑脊液
压力	80~180 mmH$_2$O	200~400 mmH$_2$O
外观	透明清亮	淡黄色甚至草黄色,浑浊

脑脊液外观对结脑的诊断有一定价值,但结脑脑脊液呈现的外观特征并非结脑特有。只有送检之后得出的结果才能对结脑的诊断起到关键作用。提取的脑脊液样本可以用来做以下检查:

细胞学检查 结脑脑脊液中的白细胞计数增加至 $(300\sim500)\times10^6$/L,一般以淋巴细胞为主。如果中性粒细胞增加,则要考虑合并其他细菌感染。

生化检查 脑脊液的生化检查结果总体来说是:葡萄糖浓度降低,一般低于2.5 mmol/L;氯化物浓度降低,一般低于120 mmol/L;蛋白质水平升高,高于0.45 g/L。上述指标可在一定程度上反映疾病的严重程度。腺苷脱氨酶(ADA)与结核病病灶活动关系密切,它是在T细胞增殖、活化过程中产生的,可以较真实地反映局部细胞的免疫状态,有助于结脑的诊断,且ADA的动态变化可以反映结脑病情的变化。正常脑脊液的ADA为0~8 U/L。乳酸脱氢酶(LDH,正常值为8~32 U/L)也是脑脊液检查中较敏感的指标,但特异性较低,许多颅内感染都可以引起LDH升高。结脑脑脊液溶菌酶(LZM)浓度较正常脑脊液明显升高,一般高于26 U/L,且溶菌酶敏感性及特异性均较高。

病原学检查 在脑脊液中找到结核杆菌是确诊结脑的依据,通常采用涂片抗酸染色及分离培养法找结核杆菌。但在实际临床工作中,这两种方法的阳性检出率太低,远不能满足临床需要,特别是脑脊液的结核杆菌培养。传统固体培养法不但阳性检出率低,且耗时长,从采样到出报告通常要2个月左右,这对结脑诊断肯定是不利的。虽然960液体培养法可以提高一定程度的阳性检出率,出报告时间也有所缩短,但仍不能满足临床需求。因此,迫切需要一种快速准确的检测方法来加速结脑的诊断。

近年来,分子生物学检测技术的发展让快速诊断成为可能,如利用聚合酶链式反应(PCR)可以检测脑脊液中的结核杆菌DNA,据国内报道,脑脊液阳性检出率可达51%~85%;

利用核酸扩增试验可以提高结脑的阳性检出率,特别是结核分枝杆菌及利福平耐药实时荧光定量核酸扩增检测技术(Xpert MTB/RIF),在提高诊断率的基础上还可以用来判断是否对利福平耐药,对临床诊断及治疗指导具有重要作用。此外,宏基因组二代测序(mNGS)可用来检测样本中存在的所有DNA或RNA信息,理论上有助于实现对颅内感染性疾病的有效诊断,因此对结脑的诊断也有非常重要的意义。

影像学检查

这部分内容专业性很强,我们需要知道其中的CT检查和磁共振成像(MRI)检查,两项检查均有各自的检查特点。CT检查根据物质密度的差异而显示不同。对于结脑,通过CT检查可以发现脑膜密度增强;环状、盘状、团块状及点状阴影,这是结核瘤的常见表现;脑积水,脑室继发扩张;脑局部或广泛低密度区水肿。通过CT增强检查,可以发现脑室周围密度降低,以及脑实质梗死引起的低密度区等。通过MRI检查可以更清楚地看清病变。检查颅脑病变时常用MRI检查,它具有较高的软组织分辨力,无射线损伤,准确性高。它不仅能和CT检查一样显示颅内结构,还有助于鉴别健康脑组织与疾病脑组织。此外,通过MRI检查,还能观察到借助CT检查不能观察到的部位,能显示早期或较小的病变。磁共振增强扫描显影更甚。但MRI检查所需时间较长,需要患者配合。

细胞免疫学检查

结核菌素皮肤试验(TST)

这个试验主要通过观察患者对于结核菌素的反应程度来判断机体结核感染情况,目前常用的是结核菌素纯蛋白衍生物(PPD)试验。PPD是由结核杆菌培养物经过加热灭活和过滤浓缩制得的一种物质。结核杆菌、结核菌素、结核疫苗(如卡介苗)等抗原进入机体后,能使机体的免疫T淋巴细胞致敏,并大量分化增殖。当已致敏的机体再次遭受抗原入侵时,致敏淋巴细胞就会与抗原结合,引起变态反应性炎症,表现在结核菌素注射部位就是形成硬结,甚至出现双圈、水疱、坏死。也就是说,结核感染者,或者注射过卡介苗的人,都有可能出现PPD试验阳性结果。

新型结核菌素皮肤试验(C-TST)

C-TST和TST一样,也是基于Ⅳ型迟发型变态反应的一种皮肤试验,可用来判定人体是否存在结核感染。C-TST又称重组结核杆菌融合蛋白(EC)试验。EC是由高效表达结核杆菌 *CFP10-ESAT6* 基因的大肠杆菌,经发酵、分离和纯化后制成的。卡介苗和大多数非结核分枝杆菌均不含ESAT-6与CFP-10蛋白,因此EC试验不受这两者影响,用于检测结核感染具有操作简单、灵敏度高、特异性强的特点。

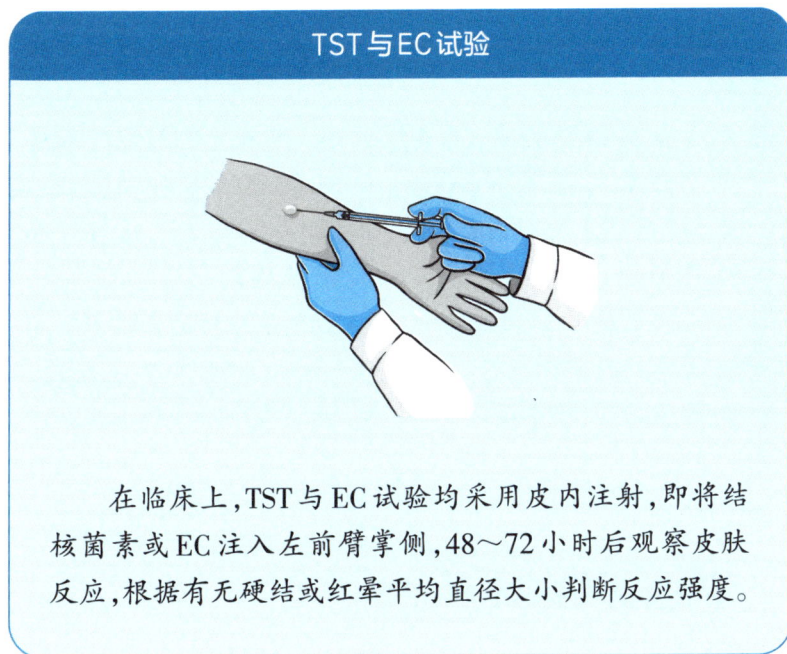

TST与EC试验

在临床上,TST与EC试验均采用皮内注射,即将结核菌素或EC注入左前臂掌侧,48~72小时后观察皮肤反应,根据有无硬结或红晕平均直径大小判断反应强度。

TST或EC试验结果呈阳性有助于诊断,结果与卡介苗接种史(主要指TST)、个体免疫力有关,即使结果呈阴性也不能排除结核感染(表2-2)。需要注意的是,若感染时间短,机体免疫及变态反应尚未形成,或患者有严重感染、使用免疫抑制剂、有免疫缺陷,则TST与EC试验的反应性可能会降低。

表2-2　TST与EC试验结果判定原则

TST	EC试验
❶ 有卡介苗接种史者,硬结直径大于10 mm视为结核感染。 ❷ 无卡介苗接种史者、人类免疫缺陷病毒(HIV)感染者、接受免疫抑制剂超过1个月者、与病原学检查结果呈阳性的肺结核患者有密切接触的5岁以下儿童,硬结直径大于5 mm视为结核感染	❶ 红晕或硬结的平均直径不小于5 mm视为阳性反应,以大者为标准。水疱、坏死、淋巴管炎等情况均视为强阳性反应。结果呈阳性即表明存在结核感染。 ❷ 红晕或硬结的平均直径小于5 mm视为阴性反应。结果呈阴性不能排除结核感染

γ干扰素释放试验(IGRA)

该试验主要用来检测疑似结核病患者体内是否有被结核杆菌抗原刺激而致敏的T细胞。结果呈阳性表示存在结核感染,但是不能用来确诊活动性结核病;结果呈阴性对排除结核感染及结核病有一定的帮助(表2-3)。

但需要指出：一些重症结核病包括结脑可能出现假阴性的情况，需要医生综合判断。

表2-3 IGRA的意义

结果	意义
阳性	存在结核感染，但不能用来确诊活动性结核病
阴性	对排除结核感染及结核病有一定的帮助

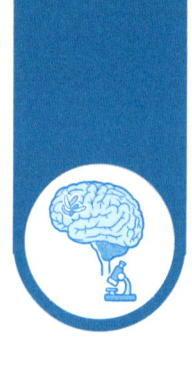

第二节 >>>
淋巴系统结核病的相关检查手段

颈部淋巴结结核的相关检查手段主要包括影像学检查、病原学检查和病理检查等。

影像学检查

目前临床上使用较多的影像学检查主要包括超声检查和CT检查。

超声检查

超声检查安全方便,可以用来观察皮下组织内部结构,对颈淋巴结结核的诊断有重大价值。淋巴结结核的超声表现为低回声或等回声结节,可以见到多个圆形或椭圆形淋巴结融合成团,呈土豆状。如果淋巴结液化引起周围粘连,则轮廓显示不清,呈现不均匀低回声区。

CT检查

通过颈部CT检查,可以更直观地看到颈淋巴结结核的特征,数量一般较多,常融合成团,多种病理表现可同时出现。平扫时可见中心密度较低、肿大的淋巴结,可伴有钙化。CT增强检查可将淋巴结与周围血管轻易区分开来,显示得更清楚。

病原学检查和病理检查

做病原学检查和病理检查前需要通过颈部淋巴结穿刺获得样本。借助淋巴结穿刺,可见到结核病典型的干酪样坏死、淋巴细胞浸润等。将穿刺组织或脓液送检,涂片抗酸染色阳性检出率在30%左右,脓液培养阳性检出率为30%～40%。利用分子生物学方法(如结核杆菌核酸检测、Xpert MTB/RIF)对组织或脓液进行检查,可大大提高淋巴结结核的阳性检出率。

其他相关检查

意义较大的仍是结核菌素皮肤试验和γ干扰素释放试

验(详见上一节内容)。通过血常规检查,可以发现淋巴系统结核病患者有轻度白细胞计数升高的表现。部分患者合并一般细菌感染时,可以有白细胞计数明显升高伴超敏C反应蛋白水平升高的表现。

第 3 章

中枢神经系统、淋巴系统结核病的诊断过程

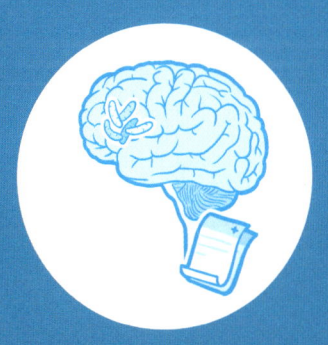

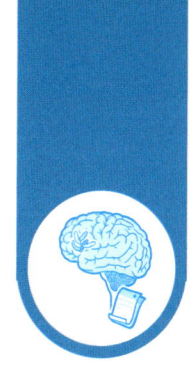

第一节 >>>
中枢神经系统结核病的诊断

本书主要讲临床上常见的两种中枢神经系统结核病，即脑膜炎型和脑内结核瘤型，这两种类型统称为结脑。

目前确诊中枢神经系统结核病，需要在脑脊液中检测出结核杆菌，可以通过脑脊液涂片抗酸染色和分离培养法检测，但是阳性检出率均极低。随着实验技术的发展，病原学宏基因组测序技术应用于临床，在脑脊液内检测出结核杆菌序列数的可能性较以前有所增加，但是总体来说，确诊中枢神经系统结核病还是有相当大的难度。

中枢神经系统结核病属于重症结核病，患者需要尽早开始抗结核治疗，因此医生若一味追求确诊是不明智的。目前临床上多进行综合判断，主要评估以下四个方面：

临床依据

患者有结核病的全身症状，如头痛、呕吐、发热、局部神经功能缺失、意识障碍等。

脑脊液依据

约1/3的患者脑脊液表现不典型,大多数患者脑脊液压力增大,为200~400 mmH$_2$O;脑脊液可表现为清亮或淡黄色浑浊(取决于白细胞计数),大部分白细胞计数为$(50\sim500)\times10^6$/L,其中以淋巴细胞为主;脑脊液内葡萄糖和氯化物浓度降低(因细菌繁殖而消耗);蛋白质水平升高;腺苷脱氨酶(ADA)水平升高。

头颅影像学依据

影像学表现可以无特异性。目前临床上建议进行头颅MRI增强扫描,有些患者可见脑膜的环形强化,或者脑实质内的低密度区周围伴有环形强化,这是结核病的特异性表现。

其他部位的结核感染依据

通过胸部CT检查发现活动性肺结核的表现,或者检测其他部位的样本明确结核病诊断,对中枢神经系统结核病的综合诊断有较大的参考价值。

目前国际上关于结核性脑膜炎的临床研究推荐采用"临床诊断"评分体系。根据以上四项依据,综合得分在10分以上,提示患者很可能得结脑;在12分以上,提示患者高度可能得结脑(表3-1)。在没有获得结核杆菌细菌学依据(确诊)之前,建议得分在10分以上的患者先进行经验性抗结核治疗,早期治疗可以在很大程度上改善预后。

表3-1 结核性脑膜炎诊断评分指标及相应得分

分类	评分指标	得分
临床依据	出现症状超过5天	4
	存在结核病全身症状	2
	近1年内与肺结核患者有密切接触,或TST[或(和)IGRA]结果呈阳性(仅限于10岁以下儿童)	2
	经神经系统检查,发现有局限性神经系统缺失症状或体征表现(脑神经麻痹除外)	2
	脑神经麻痹	1
	意识改变	1
脑脊液依据	外观清亮	1
	白细胞计数为$(10\sim500)\times10^6$/L	1
	淋巴细胞比例>50%	1
	蛋白质浓度>1 g/L	1
	脑脊液葡萄糖浓度/血葡萄糖浓度<0.5或脑脊液葡萄糖浓度<2.2 mmol/L	1

续表

分类	评分指标	得分
头颅影像学依据	脑积水	1
	基底膜强化	2
	结核瘤	2
	脑梗死	1
	强化前基底部高密度影	2
其他部位的结核感染依据	经胸部CT检查,发现有活动性肺结核表现(肺结核2分,粟粒型肺结核4分)	2或4
	经神经系统外影像学检查,发现有结核病表现	2
	从痰、淋巴结、胃液、尿液、血等中培养出结核杆菌或涂片抗酸染色结果呈阳性	4
	从神经系统外样本中检测到结核杆菌核酸	4

中枢神经系统结核病需要和其他中枢神经系统感染包括病毒性脑膜炎、细菌性脑膜炎和隐球菌性脑膜炎相鉴别。此外,还需要和中枢神经系统肿瘤相鉴别。

感染性脑膜炎和中枢神经系统肿瘤的鉴别主要依靠影像学检查,依赖于头颅CT检查和MRI检查,或者全身正电子发射计算机断层显像(PET-CT)。

四种感染性脑膜炎脑脊液各项指标的区别见表3-2。

表3-2 四种感染性脑膜炎脑脊液各项指标

疾病	压力	外观	白细胞计数	细菌	葡萄糖浓度	氯化物浓度	蛋白质水平	ADA水平
结核性脑膜炎	中度升高	草黄色,浑浊	轻度升高,以淋巴细胞为主	抗酸杆菌阳性	降低	降低	升高	升高
细菌性脑膜炎	重度升高	浑浊或脓性	重度升高,以中性粒细胞为主	阳性	降低	降低	升高	正常
病毒性脑膜炎	轻度升高	清亮或微浑浊	轻度升高,以淋巴细胞为主	阴性	正常	正常	轻度升高	正常
隐球菌性脑膜炎	重度升高	清亮或微浑浊	轻中度升高,以淋巴细胞为主	隐球菌阳性	降低	降低	升高	正常

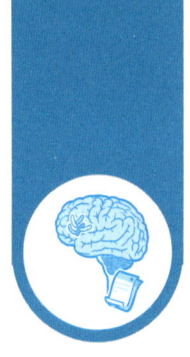

第二节 >>>
淋巴系统结核病的诊断

淋巴系统结核病好发于颈部,以右颈部和双侧上颈部较为多见,呈慢性感染的过程。颈部包块肿大、变硬,后慢慢粘连成串珠状或者块状,数周后表面出现溃疡或者窦道,脓液流出。这时候无论是否有其他结核病症状,均应怀疑淋巴结结核。

淋巴结结核的诊断分为确诊和临床诊断两种。通过穿刺活检显示结核杆菌(涂片抗酸染色或分离培养法)阳性,或者结核杆菌分子生物学检测结果呈阳性,或者发现淋巴结干酪样坏死,均可以作为确诊依据。

如果临床上做不到确诊级别的诊断,那么可以退而求其次选择临床诊断,具体要综合考虑以下几个方面:结核病史、接触史,结核病全身症状,PPD试验情况,血IGRA结果,淋巴结超声影像学情况,以及其他部位的结核感染依据。若疑似淋巴结结核,则建议患者进行诊断性抗结核治疗,边治疗边观察疗效,在治疗过程中验证诊断的准确性。

颈淋巴结结核病变相对表浅,样本较容易获取,故临床诊断并不困难,但需将其与以下两种疾病相鉴别。

非结核分枝杆菌淋巴结炎 非结核分枝杆菌淋巴结炎侵犯淋巴结的部位与淋巴结结核相似,常由瘰疬分枝杆菌引起,特别好发于5岁以下儿童,大多数患儿不合并肺结核。非结核分枝杆菌淋巴结炎患者的涂片抗酸染色结果也呈阳性,故非结核分枝杆菌淋巴结炎容易与淋巴结结核混淆。目前临床上开展的分子生物学方法(结核杆菌与非结核杆菌DNA检测及宏基因组二代测序),可以检测出非结核分枝杆菌DNA,明确非结核分枝杆菌的菌种类型。若美容部位局部出现皮肤病变,则需高度警惕非结核分枝杆菌感染的可能。

恶性淋巴瘤 恶性淋巴瘤多发生于颈部淋巴结,大多数伴有深部淋巴结肿大,淋巴结呈进行性、无痛性增大,多数表面缺乏红、肿、热、痛等炎性改变,也不常出现溃疡、窦道等情况。恶性淋巴瘤恶性程度高,患者的全身症状如消瘦、乏力、长期发热等明显。对于恶性淋巴瘤的诊断,采用淋巴结细针穿刺容易漏诊。若临床上怀疑淋巴瘤恶性,建议行淋巴结摘除术,并做病理活检以明确诊断。

第 4 章

中枢神经系统、淋巴系统结核病的治疗方法

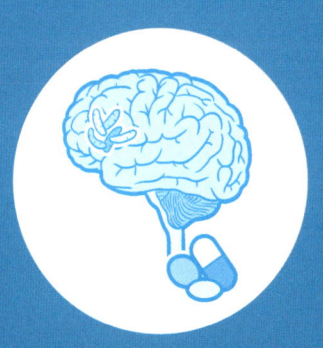

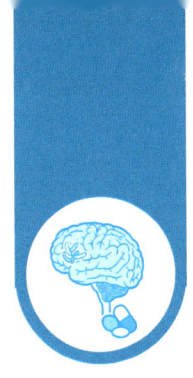

第一节 >>>
药物治疗

结核病患者在治疗时都应该遵循"早期、联合、适量、规律、全程"的原则,规范地完成整个疗程,直至痊愈。千万不要在治疗一段时间后因为症状有所缓解就自行减少药物、缩短疗程,或想起来就吃药、忘记了就停药。任何不规范的用药行为都可能导致治疗失败,甚至诱导细菌耐药,从而使疾病发展为耐药结核病,此后治疗更加困难,治疗费用更加巨大。

基本用药原则

结核杆菌有顽强的生命力,在身体与之对抗时它可以变化为不同的形态,以应对缺氧及其他各种不利的体液环境。所以,杀灭结核杆菌需要联合使用不同作用机制的药物,以及比杀灭一般细菌都要漫长的疗程。

为了区分不同疗程阶段,我们把早期需要较多药物的阶段叫作强化期,后期需要较少药物的阶段叫作巩固期或继续期。随着科学研究的发展,药物组合会不断变化,疗程也会不断缩短,甚至可能取消强化期、巩固期的区分。也许在不久的将来,治愈结核病仅需短短几周甚至几天。

常用的抗结核药物

为了理解抗结核药物联合治疗结核病的重要性,我们先回顾一下结核杆菌的感染过程。结核杆菌进入人体后,会被巨噬细胞吞噬,但无法被杀灭,巨噬细胞内的结核杆菌仍然会继续生长、繁殖。巨噬细胞破裂崩解后释放出来的结核杆菌会感染新的巨噬细胞及组织,造成病灶扩散以及器官功能损害。

在生长、繁殖过程中,结核杆菌逐渐分化成几个不同的病菌群,大部分病菌是快速生长菌。一般来说,它们对抗结核药物,如异烟肼、利福平、链霉素等比较敏感,易被杀灭,因此不少患者经过短期的规范治疗后,症状常明显好转甚至消失,此时他们极易对疾病放松警惕,甚至以为治好了而自行停药。殊不知,菌群中还有一些代谢缓慢或间歇性代谢的病菌,它们可长期潜伏于巨噬细胞或闭合的干酪样病灶内,我们称之为持留菌。这些持留菌是引起结核病复发、恶化的主要根源。因此,须选用对持留菌有杀灭作用的药物进行较长时间的治疗,以达到彻底治愈、减少或防止复发的治疗目的。

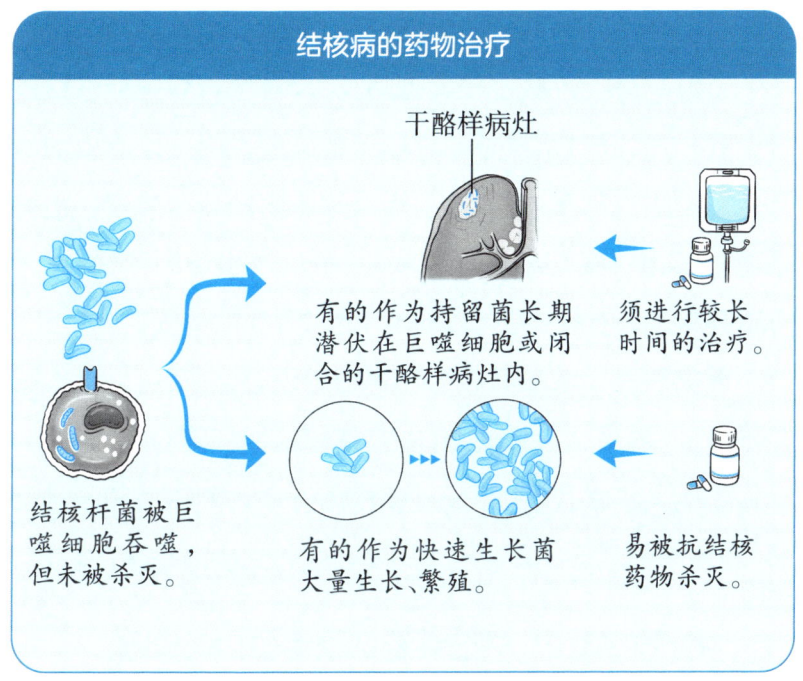

目前临床上常用的抗结核药物有以下几种：

异烟肼　异烟肼是关键性的抗结核药物之一。它能够渗入巨噬细胞，通过抑制细胞内外结核杆菌细胞壁中的分枝菌酸的合成，使结核杆菌丧失多种能力，如抗酸染色和增殖能力，最终导致结核杆菌死亡。异烟肼对生长旺盛的结核杆菌有杀灭作用，是一类重要的抗结核药物。

利福平　利福平也容易渗入巨噬细胞，通过干扰结核杆菌核酸和蛋白质的合成杀灭结核杆菌，也是关键性的抗结核药物，但是单独使用利福平治疗结核病可能会使结核杆菌迅速产生耐药性,因此必须将利福平与其他抗结核药物联用。

乙胺丁醇 乙胺丁醇为抑菌药,仅对生长繁殖期的结核杆菌有作用,其对结核杆菌细胞壁的破壁作用可以有效加快其他药物进入细菌内的速度,提升细胞内的药物浓度。乙胺丁醇与其他一线抗结核药物联用,可以产生协同作用,并且可以延缓结核杆菌对其他药物产生耐药性的速度。

吡嗪酰胺 吡嗪酰胺为巨噬细胞内杀菌药,可以渗入巨噬细胞,并进入结核杆菌菌体内,抑制结核杆菌对氧的利用,从而影响其正常代谢,造成结核杆菌死亡。吡嗪酰胺与异烟肼、利福平和乙胺丁醇联合使用,可以起到协同杀菌的作用。

中枢神经系统、淋巴系统结核病的用药原则

下面简要介绍一下中枢神经系统、淋巴系统结核病的用药原则。

中枢神经系统结核病 治疗药物敏感中枢神经系统结核病时,目前以异烟肼、利福平、乙胺丁醇、吡嗪酰胺四药联用为主。在强化期,需要四药联用。在巩固期或继续期,需要异烟肼、利福平两药联用。总的疗程需要1年以上。当然,并非所有对一线抗结核药物敏感的结核病患者都会选择这四种药物的抗结核方案,因为患者可能合并有活动性乙型病毒性肝炎或者糖尿病导致的视神经损害。在临床上,医生

可能会调整治疗方案以更适合患者,即给予个体化治疗方案。这时患者需要把自己所患的其他疾病准确无误、毫无保留地告知医生。任何自行增药或减药的行为,都可能会增加药物的不良反应或影响治疗效果,是不可取的。

淋巴系统结核病　淋巴结结核的强化期可以根据病情需要适当延长,往往需要9~12个月,甚至更长时间。在淋巴结结核巩固期或继续期,需要异烟肼、利福平、乙胺丁醇三药联用。颈淋巴结结核病灶比较大或者化脓破溃时,还需要外科医生行切开引流术。

抗结核药物会引起哪些不良反应

首先必须明确,任何药物都是有副作用的。抗结核药物的不良反应因个体差异而表现不同,主要有以下几种:

胃肠道反应

胃肠道反应较常见,表现为食欲减退、恶心,甚至呕吐、腹泻等。会导致胃肠道反应的常见抗结核药物有异烟肼、利福平、吡嗪酰胺,其原因是药物对消化道黏膜的直接刺激。为了减少药物对胃肠道的刺激,可以将部分药物分次服用或在睡前服用。

肝功能损害

会引起肝功能损害的最常见的抗结核药物为异烟肼、利福平、吡嗪酰胺等。尤其在与止痛药、感冒药联用时,更易导致肝功能损害。患者可以无任何症状,也可以表现为胃肠道反应。患者出现肝功能损害时,医生会在其治疗方案中找出最有可能引起肝功能损害的药物,让患者停用并避免在后期治疗方案中使用。一般停用可疑药物并使用保肝药物后,患者的肝功能会逐步恢复正常。

抑制造血功能

血细胞减少,人体的免疫力、耐力、止血功能等受影响,可能会导致感染、疲劳、出血等各种症状。如果出血不幸发生在颅内,则会导致严重肢体活动障碍等后遗症,甚至危及生命,导致死亡。抑制造血功能的抗结核药物主要是利福平。如果造血功能受抑制程度轻,则患者可以暂时不停药,但需要加强血象检查;如果造血功能受抑制程度逐渐加重,则患者需要停用可疑药物。

视力、色觉等方面出现异常

抗结核药物可能会导致糖尿病患者出现视力、色觉等方面的异常,所以当医生不得不要求患者使用这些抗结核药物时,往往会让患者做眼科检查。会导致视力、色觉等方面异常的最常见的抗结核药物是乙胺丁醇。一旦出现视力、色觉等方面的异常,患者应当停用乙胺丁醇,并到眼科就诊。一般情况下,这种异常症状可以随药物的停用而缓解。

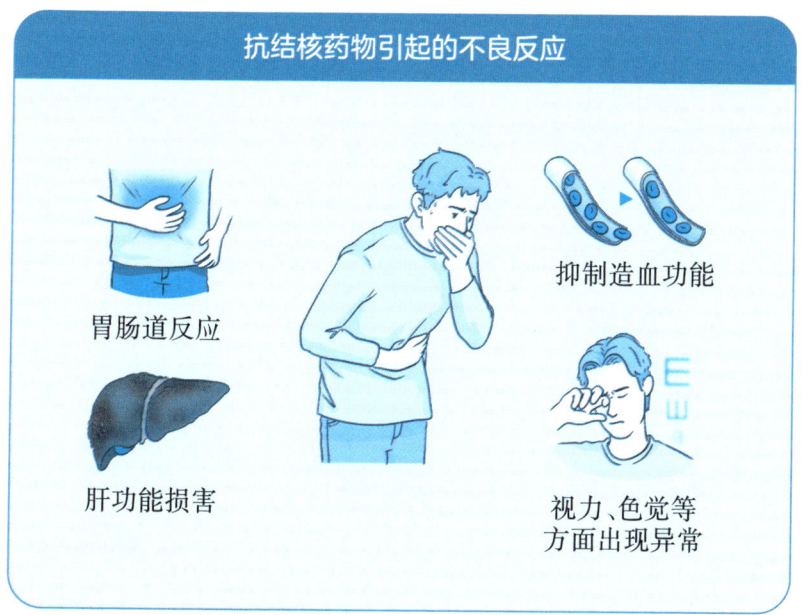

如何应对药物不良反应

一般结核病定点医院的专业结核病医生都是在全面考虑患者的情况、综合判断、深思熟虑后才开出抗结核药物的,这是最适合患者的。

不过要注意的是,抗结核治疗毕竟需要多药长期联合使用,尤其是在前几个月的强化期,患者发生肝功能损害的风险较高,所以患者一定要配合医生做好定期复查。只有这样,患者才能及时规避药物不良反应或在其发生时早早地发现,从而避免出现不必要的更大损害。同时,患者一定要记住,只要出现不适,不管是哪一种,都不要"盲目坚持",应及时求助医生,或先停用药物,再及时就诊。

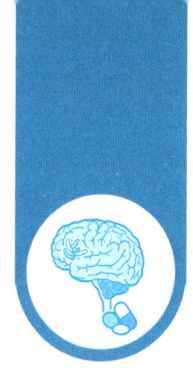

第二节 >>>
治疗期间的检查

结核病患者需要进行系统、规范的抗结核治疗。抗结核药物中有一些有肝毒性,有一些有肾毒性,有一些有血液系统毒性,还有一些会导致消化道不良反应,如恶心、呕吐,但大部分患者不会有特别明显的表现。这些不良反应往往具有剂量依赖性。上述不良反应可能不会在患者刚开始服用抗结核药物的时候出现,一般容易在服用2周之后出现。

因此,一般情况下,结核病患者服用抗结核药物2周和1个月后都必须到医院进行血常规、尿常规、肝肾功能检查(表4-1)。如果检查结果均正常,则患者以后每月复查1次即可;如果检查结果有异常,则医生会根据检查结果调整治疗方案。

抗结核治疗期间的定期复查可以用来评估药物治疗效果、颅内病灶恢复情况以及预判是否会有后遗症。当然,在随访过程中,如果病情有变化或者出现其他不适主诉,则应当遵照医生的意见完成相关检查。

表4-1 治疗期间的检查项目及时间

	2周末	1个月末	2个月末	3~5个月末(每个月1次)	6个月末	7~11个月末(每个月1次)	12个月末(疗程结束)
血常规检查	✓	✓	✓	✓	✓	✓	✓
尿常规检查	✓	✓	✓	✓	✓	✓	✓
肝肾功能检查	✓	✓	✓	✓	✓	✓	✓
头颅MRI检查		✓	✓		✓		✓
腰椎穿刺		✓	✓[a]		✓[a]		✓[a]
胸部影像学检查		✓[b]	✓[b]		✓[b]		✓[b]

a：若前一次腰椎穿刺结果显示异常,则需复查。

b：若合并肺结核,则需复查。

第三节 >>> 并发症的治疗

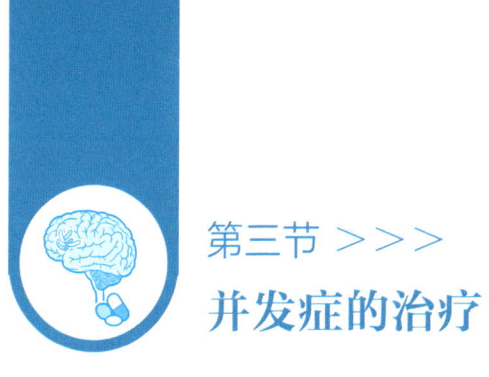

中枢神经系统结核病并发症的治疗

中枢神经系统结核病属于重症结核病,其致残率、致死率一直受到人们的持续关注。早诊断、早治疗是改善中枢神经系统结核病预后的极重要一环。而许多神经系统结核病因临床表现不典型易被误诊,治疗被延误,进而可能出现并发症。

癫痫发作

该并发症可能由中枢神经系统结核病累及脑实质、严重的颅内压增高和低钠血症等引起,也可能由抗结核药物(如环丝氨酸、氟喹诺酮类药物和异烟肼)的中枢神经系统不良反应引起。癫痫发作时,应及时服用抗癫痫药物以终止发作,同时排查诱发癫痫的因素,并进行血钾、血钠、血镁和氯化物等电解质检测,必要时进行神经影像学与脑电图检查等。静脉注射地西泮主要用于控制癫痫的急性发作,常用口服抗癫痫药物包括卡马西平、丙戊酸、左乙拉西坦和苯妥英钠。

颅内压增高和脑积水

颅内病变可导致脑脊液循环障碍,脑脊液生成过多,重吸收减少或者引流不畅,轻症患者可能出现颅内压增高,重症患者还可能出现脑积水。基础治疗方法包括卧床休息,放松心情,增加营养,保证规范的抗结核治疗,定期行腰椎穿刺引流脑脊液,或者鞘内注射抗结核药物和少剂量激素。一般经过上述治疗,多数患者的颅内压增高情况可以得到改善。若持续存在颅内压增高,并伴有头晕、头痛等情况,则可以考虑选择手术引流脑脊液,常用的方法有脑室外引流和脑室内引流两种。

脑梗死和脑软化

若中枢神经系统结核病病变累及血管,患者可出现小血管壁的炎性改变,导致微循环障碍,局部脑组织供血不足,出现局部脑梗死。若长期得不到有效的血液供应,将出现脑软化灶。对于此类并发症,应预防大于治疗。早期进行有效的抗结核治疗,适当使用改善微循环的药物,可使出现此类并发症的可能性降到最低。

淋巴系统结核病的并发症治疗

局部形成结节

很多淋巴结结核患者,在规律的抗结核治疗结束之后,会有不太明显的结节。这类结节有可能看不见也摸不着,但是借助B超检查是可以看到的。

局部出现脓肿

淋巴结感染结核杆菌以后,容易发生继发感染,有时会形成脓肿,脓肿里常常会有一些豆腐渣样的物质。一旦脓肿破溃,很难愈合,这就需要患者坚持服用抗结核药物,定期局部换药,有时还需要外科手术协助治疗。

局部出现溃疡、窦道、瘘管

如果得了淋巴结结核,且早期没有得到有效的治疗,则会出现慢性脓肿,甚至破溃,病灶处出现溃疡、窦道、瘘管。此时,一般临床上会采取手术治疗。

第四节
营养治疗

营养不良是结核病发生的一个危险因素,因为营养不良者的细胞免疫功能低下,对结核杆菌的抵抗力也相对较差,所以结核病患者往往自身就存在营养不良的问题。同时,结核病是一种慢性消耗性疾病,因此结核病患者往往存在一定程度的营养不良。显然,结核病患者需要重视营养治疗。

如何评估患者的营养状况

评估患者营养状况的指标主要有体重指数(BMI)和血清白蛋白。BMI(kg/m^2)等于体重与身高的平方的比值,当BMI$<16\ kg/m^2$时,它与呼吸道感染和结核病的发病率明显相关。据报道,在结核病患者中,有51%的患者的BMI$<16\ kg/m^2$。血清白蛋白是另一个直观的指标,在血液检查、肝功能检查结果中都能看到它。若血清白蛋白水平低于35 g/L,则提示内脏蛋白不足,患者需要补充蛋白质。

结核病患者该如何进行营养治疗

饮食补充

补充营养的原则是能通过饮食补充就尽量通过饮食补充,适当增加荤菜(即肉、蛋、鱼、虾、蟹等)的摄入量。即使是素食者,也要注意调整饮食结构,全面均衡地摄入营养物质。

治疗贫血

部分患者的BMI和血清白蛋白水平可能都不低,仅血常规检查结果提示贫血(血红蛋白水平降低),这时候患者就要多吃红肉,必要时还应口服叶酸和铁剂以促进血红蛋白的合成。

补充电解质

还有患者总觉得食欲不佳、全身乏力,此时要注意检查血清电解质。如果血钾、血钠浓度降低,患者就要适当补充盐分,多吃新鲜的蔬菜和水果。

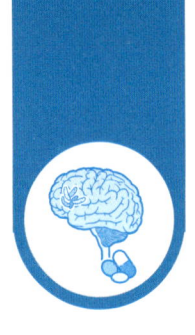

第五节 >>>
中枢神经系统、淋巴系统结核病的预后

中枢神经系统结核病的预后与患者发病年龄、病情轻重以及是否得到及时有效的治疗有关。一般来讲,发病初期即出现意识障碍、高热不退及脑脊液检测结果显示明显异常的患者,预后相对不佳。近年来,随着实验室检测方法的进步,民众对疾病认识水平的提高,以及抗结核药物的临床应用(特别是利奈唑胺),患者在疾病初期即可以得到有效的治疗,预后较数年前有了明显的改善,神经系统后遗症患者也明显减少。

淋巴系统结核病相对于肺结核来说,局部血供相对较差,药物较难进入淋巴结组织内,治疗周期比肺结核长。若在早期及时进行规律治疗,一般预后良好,多数患者仍可彻底痊愈。如果治疗过程中出现淋巴结肿大不退,或者反复流脓、感染,迁延不愈,则需要外科医生介入行淋巴结清扫术。

第 5 章

中枢神经系统、淋巴系统结核病的日常生活指导

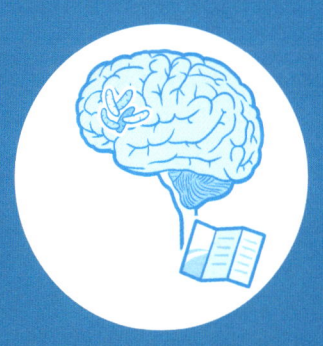

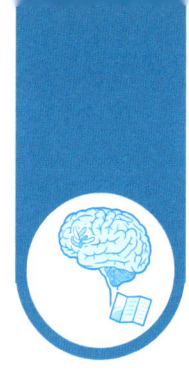

第一节 >>>
了解结核病的基本防治知识

结核病是一种由结核杆菌引起的传染病,痰菌阳性患者通过咳嗽、打喷嚏、大声说话时喷出的飞沫将结核杆菌传播给他人。结核杆菌侵入人体后,这个人并不一定会发病,只有当其身体抵抗力下降时,才可能成为结核病患者。因此,我们应当有良好的社交礼仪,不随地吐痰,减少结核杆菌的传播机会,在公共场合应当尽量保持合适的社交距离,必要时佩戴口罩。

得结核病后必须配合医生,坚持规范服药(尤其要坚持全疗程服药),这样绝大部分患者是可以治愈的。但若患者不规范服药(包括中断治疗、间断服药、提前结束服药等),则治愈率不到50%,同时会导致耐药菌的产生和其他并发症的发生,治疗难度增加,且治疗费用明显增加。

第二节 >>>
加强健康生活习惯的管理

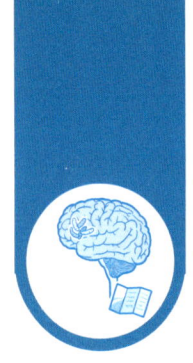

在结核病防治工作中,加强健康生活习惯管理的作用是不容忽视的,因此我们必须重视结核病患者的健康生活习惯管理。

保证营养

结核病是慢性消耗性疾病,在病程中患者会消耗大量热量和营养,身体抵抗力下降,故在饮食上应注意以下几点:

❶ 适当多吃富含优质蛋白质、维生素和钙的清淡、易消化食物,如鸡蛋、牛奶、豆制品、瘦肉、贝类、食用菌、新鲜蔬菜和水果等。食物应多样化。不可偏食。

❷ 注意食物的色、香、味、形,以增进患者食欲。

❸ 不吃刺激性食物,不吸烟,不喝酒。刺激性食物易导致咳嗽,加重结核病症状。吸烟会直接损伤呼吸道的防御机能,加速药物代谢,抑制人体对抗结核药物的吸收与利用,从而影响治疗效果。酒精主要通过肝脏代谢,若患者

在治疗期间饮酒,则易导致肝功能损伤并增强药物的毒副作用。

消除恐惧心理,保持心情舒畅

人的精神状态和情绪的变化,对身体的健康有着直接的影响。常言道,"笑一笑,十年少;愁一愁,白了头",这说明保持乐观的心态是养生的重要秘诀。心胸开阔的人,很少患病,即使患病,也会乐观地同疾病斗争,很快就可以痊愈;相反,心胸狭窄、多愁善感的人,偶尔出现一点小病,也易愁出大病。因此,每一个结核病患者,为了尽早康复,除接受规律治疗外,还要特别注意控制自己的情绪。消极的情绪能降低机体的神经调节能力,而积极的情绪则能提高机体的抗病能力。

患者要消除对结核病的恐惧心理,首先得了解结核病。医生要向患者讲明结核病的病因及治疗现状,让他们明白结核病的治疗较40年前已发生了很大的变化。过去由于没有抑制或杀灭结核杆菌的药物,患者主要靠卧床休息、阳光照射、保证空气新鲜、加强营养等非药物治疗方法,治愈率很低,死亡率很高。随着社会的进步及科学技术的发展,有效的抗结核药物相继问世,使结核病治愈成为可能。患者只要按照医生的要求,全程规律用药,并保持心情舒畅,很快就可以康复。

注意休息,避免劳累

结核病虽有合理的治疗方案,但倘若患者不注意休息,过于疲劳,病情也会恶化。因为结核病是一种慢性消耗性疾病,常常伴随疲劳的产生,只有得到适当的休息,患者精力和体力才能得以恢复。能否合理休息是影响结核病患者能否痊愈的关键问题之一。

患者要保证充足的睡眠。人在睡眠时,各种生命活动如心跳、呼吸等的速度减慢,机体代谢水平下降,肌肉处于松弛状态,全身的能量消耗大大减少,使得机体能够利用充足的能量来修复疾病带来的损害。一般来说,夜间至少要保证9小时的睡眠时间,白天应有1~2小时的午睡时间。体质虚弱者可于上午10点卧床休息1小时左右。

同时,患者应注意动静结合,适当进行力所能及的活动,如散步、绘画、下棋、养花等。长久卧床会使全身各脏器的功能减退,使机体对疾病的抵抗力降低;长时间坐着不活动会使腰背肌肉紧张、下腔静脉瘀血。因此,充足的睡眠和适量的活动,是患者增强体质、提高抗结核能力的最佳方式。好转期的患者,可以适当延长活动时间、增加活动强度,做些轻体力的家务劳动,为恢复正常工作做准备,但活动量绝对不能超过身体的负荷能力,以不感到疲劳为宜。病情已稳定的患者,可以恢复正常工作,但不可过于疲劳,业余时间应保证休息。

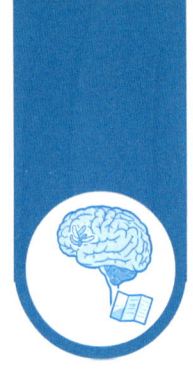

第三节 >>>
合理隔离，加强防护

有传染性的结核病患者会通过呼吸等途径排出结核杆菌，因此最好独居在空气流通、阳光充足的房间内，进行家庭内相对隔离，尽量减少与他人（特别是幼儿）接触，不到公共场所活动，不随地吐痰，房间注意通风换气。

结核病患者的家属及其密切接触者定期（每3～6个月）进行胸部影像学检查，必要时进行痰化验以明确是否被感染。

对于健康者来说，身边有结核病患者时，应做到以下几点：

❶ 接种疫苗，这是预防疾病的一种有力武器。在我国，新生儿免费接种卡介苗，这可以有效预防儿童重症结核病的发生，但接种后的儿童仍不能完全避免被传染。

❷ 房间要经常开窗通风，尤其是人员密集的场所，如教室、集体宿舍等。

❸ 当要进入高风险场所如医院、结核科门诊时，建议佩戴医用防护口罩。

❹ 提高自身免疫力。虽然结核病是一种传染病,很多人都会感染结核杆菌,但感染者一生发生结核病的概率只有10%。感染者发病与否与其免疫力强弱密切相关。所以,我们要养成良好的生活作息习惯,做到饮食均衡、劳逸结合,保证充足的睡眠,保持愉悦的心情,提高自身免疫力。一旦患有影响免疫力的疾病,一定要定期筛查结核病。

第 6 章

结核病的预防

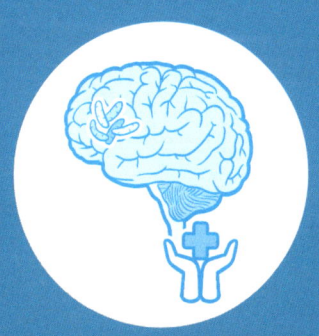

第一节 >>>
卡介苗接种

预防结核病要"从娃娃抓起"。新生儿及婴幼儿由于肺部先天免疫功能较弱,感染结核杆菌后容易出现结核杆菌在体内大量生长、繁殖的现象,疾病进展较快,易出现血行播散性肺结核和结核性脑膜炎等重症表现。因此,预防结核病的重中之重是新生儿在出生后24小时内完成卡介苗接种。所接种的卡介苗由减毒的活的牛分枝杆菌制备而成,接种卡介苗的目的是让人体的免疫系统"记住"分枝杆菌的模样,当人型结核分枝杆菌入侵时,免疫系统能尽快识别危险并启动防御机制以清除病原菌。新生儿接种卡介苗意义重大,可以显著降低结核病的发病率,特别是0~5岁小儿结核性脑膜脑炎及血行播散性肺结核的患病率和死亡率。

当然,我们也要知道免疫系统对于卡介苗的"记忆"不是终生的,一般认为卡介苗的保护作用能够维持10~15年。随着时间的流逝,疫苗诱导的保护效果会不断减弱直至消失。

第二节 >>>
识别结核潜伏感染

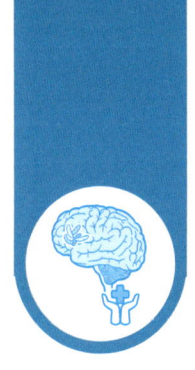

结核感染者中,将有5%～10%会发展为结核病患者,免疫功能低下人群、高危人群的发病风险更高。国内外有大量研究结果证实,预防性治疗对感染了结核杆菌的高危人群具有保护作用,是预防结核病的主要措施之一。对结核感染者开展预防性治疗是显著降低感染者结核病发病风险和发病率的直接手段,因此我们需要早期识别结核潜伏感染,了解结核潜伏感染的高危人群和重点人群,并启动结核潜伏感染的预防性治疗。

结核潜伏感染是指机体对结核杆菌抗原刺激产生持续的免疫应答,但没有任何活动性结核病的临床证据。其具体表现为结核菌素皮肤试验、重组结核杆菌融合蛋白试验或γ干扰素释放试验结果呈阳性,但肺部或其他器官及组织没有结核病可疑症状,且胸部CT检查结果中未见活动性肺结核病变特征,痰病原学检查结果呈阴性。

第三节 >>>
结核潜伏感染的高危人群和重点人群

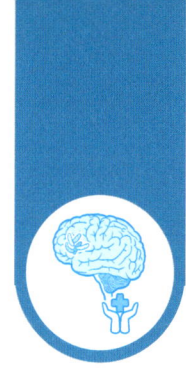

感染结核杆菌的人很多,但对所有人进行预防性治疗,不仅费用巨大,管理困难,还要承担严重药物不良反应的风险,因此需要确定结核潜伏感染的高危人群与重点人群,对这些人群开展预防性治疗,以降低结核病发病风险及由发生结核病带来的危险。

高危人群

结核潜伏感染的高危人群是指由于存在某些危险因素,感染结核杆菌后发生活动性结核病的风险显著高于其他潜伏感染人群的人群,主要包括以下几类:

❶ 与病原学检查结果呈阳性的肺结核患者密切接触的婴幼儿、青少年、老年人。
❷ HIV感染者及其他有免疫缺陷疾病者。
❸ 硅肺或肺尘埃沉着病患者。

④ 长期进行血液透析者。
⑤ 长期接受抗肿瘤坏死因子治疗者。
⑥ 长期使用免疫抑制剂者。
⑦ 准备进行器官移植术的患者。
⑧ 糖尿病患者或血糖控制不良者。
⑨ 5年内未接受规范抗结核治疗的非活动性结核病患者。
⑩ 其他经临床评估存在高发病风险者。

重点人群

结核潜伏感染的重点人群是指因为工作或居住环境等感染结核杆菌的风险高,发病后易导致社区传播的人群,主要包括以下几类:
① 学生及教职员工。
② 监管场所的工作人员及被监管人员。
③ 医疗卫生机构的医务人员,特别是呼吸科、结核科、感染科、急诊科、儿科的医务人员。
④ 其他经临床评估存在感染及高发病风险的人。

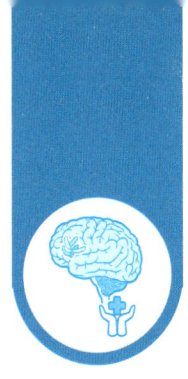

第四节 >>>
结核潜伏感染的预防性治疗

需要对结核潜伏感染的高危人群和重点人群采取抗结核化学药物或生物制剂预防性治疗等措施,以降低这类人群发生活动性结核病的风险。

化学药物预防性治疗方案(表6-1)

1. 单用异烟肼,每天1次,疗程为6~9个月。
2. 异烟肼和利福喷丁联用,每周2次,疗程为3个月。利福喷丁对儿童的疗效和安全性的研究数据有限,该方案建议5岁以上人群使用。
3. 异烟肼和利福平联用,每天1次,疗程为3个月。
4. 单用利福平,每天1次,疗程为4个月。实验室确认的对异烟肼耐药或其他不宜使用异烟肼者,可接受4个月的利福平治疗方案。

对于要进行器官移植或用抗肿瘤坏死因子进行治疗的患者及无家可归者,疗程较短的治疗方案更为合适。

表6-1 结核潜伏感染化学药物预防性治疗方案

治疗方案	药物	剂量				用法	疗程
		成人/(mg/次)		儿童			
		体重<50 kg	体重≥50 kg	体重/kg	最大剂量/(mg/次)		
单用异烟肼	异烟肼	300	300	10	300	每天1次	6～9个月
异烟肼和利福喷丁联用	异烟肼	500	600	10～15	300	每周2次	3个月
	利福喷丁	450	600	10（>5岁）	450（>5岁）		
异烟肼和利福平联用	异烟肼	300	300	10	300	每天1次	3个月
	利福平	450	600	10	450		
单用利福平	利福平	450	600	10	450	每天1次	4个月

生物制剂预防性免疫治疗方案

目前市场上可供使用的产品为注射用母牛分枝杆菌,适用于15～65岁的结核潜伏感染者。

规格:复溶后1 ml/瓶。

剂量:每次每人用的剂量为1 ml,内含母牛分枝杆菌菌体蛋白22.5 μg。

用法:每次用1 ml灭菌注射用水稀释本品1瓶,摇匀后于臀部肌肉深部注射。

根据产品说明书,推荐每次给药1瓶,间隔2周给药1次,共给药6次。

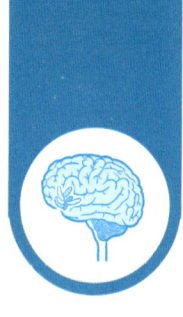

附录 >>>
中枢神经系统、淋巴系统结核病常见问题

1 哪些情况下需要高度警惕结核性脑膜炎？

结核性脑膜炎早期症状不典型，有些患者只有食欲减退、精神差、头痛、呕吐等非特异性症状，早期诊断存在一定的难度。以下患者需要高度警惕：

❶ 出现不明原因低热持续1周以上，无其他症状者。
❷ 出现未查明原因的烦躁、吵闹、嗜睡或失眠等神经系统症状者。
❸ 出现不明原因的神经定位体征者。
❹ 癫痫样抽搐伴发热者。
❺ 呕吐伴有低热，未查明原因者。
❻ 持续2周以上头痛，未查明原因者。

以上这些患者需要及时、反复地进行腰椎穿刺和头颅影像学检查。

2 结核性脑膜炎患者能不能彻底治好?

一般结核性脑膜炎患者如果能及时就诊,早期诊断,及时治疗,就有治愈的可能,通常没有后遗症。但由于本身症状不典型、起病隐匿,发现时通常已到中晚期,病情比较凶险,比较难治愈,病情严重时甚至可能危及生命。

结核性脑膜炎的预后取决于抗结核治疗的早晚,开始治疗的方法正确与否,所感染的结核杆菌是否为耐药菌株,患者的发病年龄,治疗时期的病期、病型,患者是否合并脑积水,初治或复治,脑脊液细胞学和生化指标变化等。这些综合因素都和预后有密切的关系。

3 结核性脑膜炎患者为什么要反复做腰椎穿刺?

腰椎穿刺是一项比较安全的操作技术,结核性脑膜炎患者做腰椎穿刺的目的主要有3个:

❶ 了解颅内压的情况。若颅内压太高,到后期患者会因出现脑疝而死亡。知道颅内压情况,就可以根据所测的压力高低及时使用降颅内压的药物,以尽量保证患者的安全。

❷ 抽取脑脊液进行化验,明确结脑的诊断及病情严重

程度。可以帮助医生了解患者的病情变化、用药后指标的恢复情况,从而及时调整治疗方案。

❸ 将化疗药物和激素同时注入鞘内,可以提高脑脊液中的药物浓度,增强疗效,防止后期粘连、梗阻、颅内高压症等情况的出现。

4 结核性脑膜炎患者为什么需要较长时间使用激素？

激素可以减少脑膜炎性渗出,促进脑和脑膜炎症的吸收及消散,对防止纤维增生和粘连有较好的效果；同时可以减轻颅内动脉内膜炎和神经根炎,抑制结缔组织的增生,因此在结核性脑膜炎起病的急性期,越早应用激素越好。在急性期,激素的使用剂量应该充分,以迅速控制住急性渗出性炎症。

激素的使用方法有两种(静脉、口服),全身应用激素配合鞘内注射给药,才能达到良好的治疗效果。

激素的减量不应呆板地根据时间而定,应根据具体情况而定。在减量过程中,若减量过快,脑膜炎症状未得到控制,或者患者对激素产生了依赖,则患者可能会出现病情加重和脑脊液指标反跳的情况。出现这种情况时,应增加激素剂量至最低有效剂量,待上述症状完全消失,且脑脊液指标恢复至原来水平,再慢慢减量。

5 结核性脑膜炎患者是否需要手术治疗？

结核性脑膜炎的治疗以内科药物治疗为主。但是当出现急性脑积水，特别是脑疝将要形成时，可采用侧脑室引流，以挽救生命。慢性脑积水急性发作或者慢性进行性脑积水患者采用内科药物治疗无效时，也可采用脑室-脑池分流术，以持久性降低颅内压。

6 结核性脑膜炎是否会有后遗症？

结核性脑膜炎的预后与患者的年龄、病情、治疗是否及时有关，病情轻、就诊早、治疗及时的患者没有后遗症。结核性脑膜炎的常见后遗症是癫痫、脑积水、脑神经麻痹和肢体瘫痪等。

1. 癫痫：结核性脑膜炎主要侵犯软脑膜，尤其是颅窝的脚间池、桥池和视交叉池。该疾病的实质是慢性炎症，当脑实质严重受损时，可能会出现癫痫。
2. 脑积水：脑膜炎症和粘连可导致第四脑室出口梗阻，形成梗阻性脑积水。
3. 脑神经麻痹：结核性脑膜炎病变处软脑膜明显增厚，有灰白色渗出物，并可黏附于邻近脑神经，导致神经损伤。

④ 肢体瘫痪：当炎症扩散到脊髓膜时，可能出现双下肢或四肢瘫痪。

7 对于病情好转而出院的结核性脑膜炎患者，有何家庭护理指导？

① 要有长期治疗的思想准备，坚持全程、合理用药。
② 做好病情及药物毒副作用的观察，定期门诊复查，防止复发。
③ 养成良好的生活作息习惯，保证充足的休息时间，适当进行户外活动。注意饮食，保证充足的营养。
④ 避免继续与开放性结核病患者接触，以防重复感染。积极预防和治疗各种良性传染病。
⑤ 部分有后遗症如肢体瘫痪的患者，积极进行理疗、被动活动等功能锻炼，帮助肢体功能恢复，防止肌肉挛缩。

8 淋巴结结核患者是否具有传染性？

如果没有合并肺结核，单纯的淋巴结结核患者没有传染性，可以正常生活。

9 淋巴结结核窦道口迁延不愈,有没有其他治疗方法?

淋巴结结核窦道口长期不愈合,有脓液流出,与局部窦道及脓肿形成有关。患者需要继续强化抗结核治疗,可以局部用利福平及康复新液换药治疗,待里面的坏死物及脓液排完就会自行愈合。应注意休息,加强营养,增强抵抗力。

10 淋巴结结核患者是否需要手术治疗?

淋巴结结核的治疗跟其他类型的结核病一样,以口服抗结核药物为主,一般不需要手术治疗。但是,淋巴结结核患者如果出现脓肿等情况,就需要进行切开引流术。此法治愈率高,切口愈合快,瘢痕小,手术简单、操作方便。